Dr Pierre WAGON

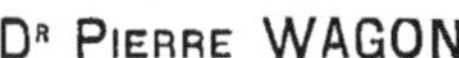

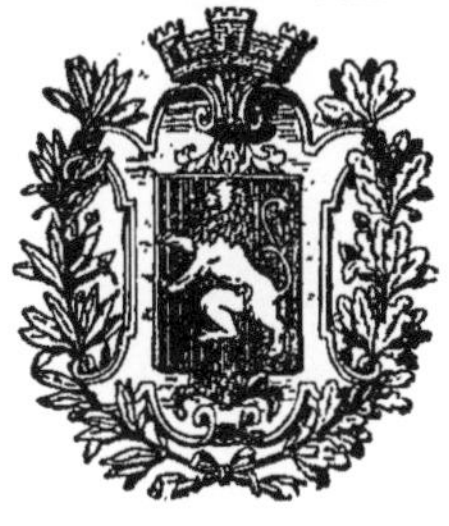

L'ÉRYSIPÈLE

TRAITÉ PAR LES

BADIGEONNAGES DE GAÏACOL

A.-H. STORCK, ÉDITEUR
LYON

Dr Pierre WAGON

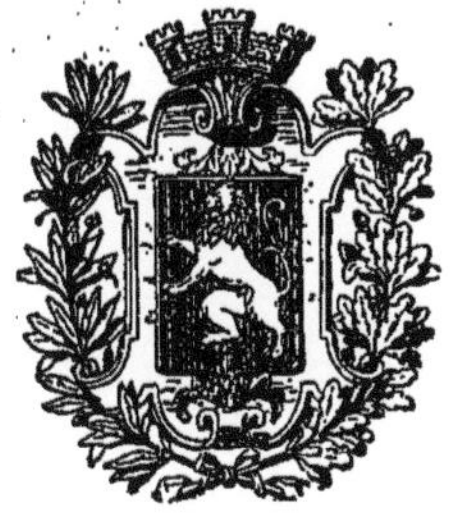

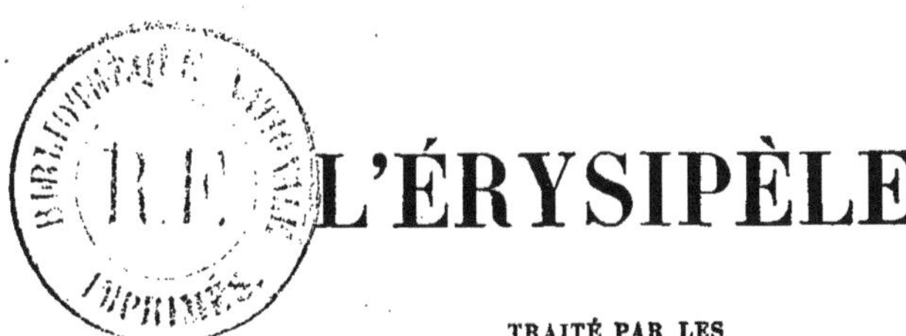

L'ÉRYSIPÈLE

TRAITÉ PAR LES

BADIGEONNAGES DE GAÏACOL

A.-H. STORCK, ÉDITEUR
LYON

AVANT-PROPOS

La courte note de Sciolla (de Gênes), dans la *Semaine médicale* du 8 avril 1893, sur les propriétés antithermiques des badigeonnages de gaïacol dans la fièvre des tuberculeux suscita de nombreuses recherches physiologiques ou cliniques, M. le professeur Bard étudia l'action des badigeonnages de gaïacol dans différents processus fébriles (tuberculose, fièvre typhoïde, pneumonie) avec d'autres cliniciens, et dans l'érysipèle, le premier et presque seul ; car nous n'avons, dans toute la littétature médicale trouvé sur ce sujet qu'une observation de Friedenwald et Hayden (1).

Les premiers résultats donnés par les badigeonnages de gaïacol dans l'érysipèle furent consignés et analysés dans un travail paru dans le *Lyon médical* en octobre 1893.

Les nouvelles observations sur ce sujet prises par M. le professeur Bard nous ont été confiées par lui

(1) *New-York med. J.* 1894.

pour les étudier, les analyser et les publier, ce pour quoi, et pour nous avoir fait l'honneur d'accepter de présider la soutenance de notre thèse, nous le remercions vivement.

Nous plaçons dans un premier chapitre ces observations auxquelles s'ajoute une observation publiée par Friedenwald et Hayden, bien qu'elle ne présente pas les mêmes détails sur les abaissements thermiques et ne comporte par conséquent pas les mêmes analyses.

Le second chapitre est l'analyse de ces observations.

CHAPITRE PREMIER

Observations

OBSERVATION I

C... (Jean-Marie), 50 ans, entré le *23 avril 1893*, sorti le *14 mai* (n° 2280 de la collection de M. Bard, *Lyon médical*).

Excellente santé antérieure. Un peu d'alcoolisme. Début par la racine du nez trois ou quatre jours avant l'entrée; éruption occupant toute la face et les oreilles, couverte de bulles et de croûtes étendues. Un peu de délire; le malade ne donne pas de renseignements précis sur la date exacte et les phénomènes du début. Langue très saburrale.

25 avril. — Le gonflement est toujours très accusé, langue sèche; l'état psychique est assez bon pendant la journée, mais le soir le délire s'aggrave et on est obligé d'attacher le malade pendant la nuit.

28 avril. — On fait à 2 heures de l'après-midi un badigeonnage de gaïacol de 2 grammes. La température baisse rapidement; le délire cesse et fait place à de la perte de connaissance. A 5 heures le malade est couvert de sueurs extrêmement abondantes; le pouls est un peu lent, mais plein et tendu, les extrémités ne sont pas refroidies. Néanmoins, en présence de l'hypothermie et du grand affaissement, l'interne fait une injection sous-cutanée d'éther. A 8 heures, le malade est calme, le pouls normal, le délire habituel des soirs précédents ne s'est pas reproduit, mais la perte de connaissance persiste encore, sans présenter d'ailleurs des caractères alarmants.

29 avril. — Le malade se trouve beaucoup mieux, le délire n'a pas reparu, le gonflement de la face s'est beaucoup affaissé.

2 mai. — La température est restée à la normale depuis le badigeonnage ; la résolution de l'érysipèle et le rétablissement de l'état général se sont faits avec une grande rapidité.

OBSERVATION II

M... (Michel), 17 ans, entré le *9 avril 1893*, sorti le *21 avril* (n° 2379 de la collection de M. Bard, *Lyon médical*).

Scrofuleux, hémophile, a eu à cinq ans un œdème général ayant duré deux mois. Depuis deux ans, il a eu cinq érysipèles assez bénins, durant en moyenne une quinzaine de jours. L'un d'eux cependant s'est accompagné d'une bronchite intense, un autre de l'apparition de seize furoncles, dont quelques-uns assez volumineux.

Début il y a deux jours. Tuméfaction modérée, état général bon ; pas de délire. Les urines présentent un léger disque d'albumine.

10 août. — Badigeonnage de 2 gr. à 3 heures de l'après-midi.

11 août. — Idem.

13 août. — La desquamation commence à apparaître sur les pommettes.

OBSERVATION III

G... (Antoine), 59 ans, entré le *31 juiltet 1893*, sorti le *4 septembre* (n° 2390 de la collection de M. Bard, *Lyon médical*).

Bonne santé habituelle; quelques excès alcooliques.

Début, il y a quatre jours; au moment de l'entrée, le délire est agité, permanent, et il est impossible d'interroger le malade.

Le premier badigeonnage de glaïacol a lieu le jour même de l'entrée à 5 heures du soir.

5 août. — On constate dans la région parotidienne et au niveau de l'angle de la mâchoire à droite une tuméfaction accentuée, dure au toucher, douloureuse, sans fluctuation. Le délire persiste, très accusé, langue très saburrale.

Les urines contiennent un peu d'albumine.

8 août. — L'empatement que l'on constatait vers l'angle de la mâchoire s'est presque complètement résolu. Le malade est apyrétique et tranquille; la langue est presque normale.

28 août. — Du 4 au 20 le malade a conservé une température oscillant entre 37°,5 et 38°, dépassant quelquefois légèrement 38° le soir; le 21, elle s'élève un peu, atteint 38°,7 le soir, et le malade accuse des douleurs vives dans les pieds et les genoux sans gonflement, ni rougeur apparente. Sous l'influence de 4 grammes de salicylate de soude la température est revenue à la normale en quelques jours et les douleurs ont disparu. On ne constate plus d'albumine dans les urines.

OBSERVATION IV

B... (Constantin), 53 ans, entré le *28 juillet 1893*, sorti le *6 septembre* (n° 2391 de la collection de M. Bard, *Lyon médical*).

Robuste, quelques excès alcooliques.

Début, il y a quatre jours; le lendemain il s'endormit sur un parapet du quai du Rhône et fit une chute sur le bas-port; on le releva sans qu'il eût perdu connaissance; depuis ce moment, douleurs de la nuque et impossibilité de mouvoir le cou. La face présente, outre l'érysipèle, plusieurs plaies contuses superficielles, restes de sa chute, quelques phlyctènes.

Somnolence continuelle, insomnie, un peu de délire, l'état général paraît grave. Les urines contiennent beaucoup d'albumine.

1er août. — Les badigeonnages ont été commencés le 29 ; la tuméfaction a diminué ; langue saburrale ; croûtes épaisses sur les contusions.

Le délire persiste, et l'état général, quoique amélioré, est encore peu satisfaisant.

5 août. — L'état général est excellent, la langue a repris son aspect presque normal ; le malade a présenté ce matin encore un délire un peu tranquille.

OBSERVATION V

M..., Auguste, 23 ans, entré le *23 juillet 1893*, sorti le *10 août* (n° 2367 de la collection de M. Bard, *Lyon médical*)

Robuste, pas d'alcoolisme. Au mois de mai dernier, rhumatisme articulaire aigu qui l'obligea à garder le lit pendant trois semaines.

Il y a huit jours, apparition de rougeur et de tuméfaction au niveau du pavillon de l'oreille gauche, sur la face duquel existait une excoriation. En même temps phénomènes généraux ; la rougeur et la tuméfaction envahirent peu à peu, d'abord la joue gauche, puis le côté opposé du visage.

Quelques phlyctènes. Prostration accusée ; langue sèche, rôtie, fendillée.

Les urines foncées, peu abondantes, ne contiennent pas d'albumine.

14 juillet. La tuméfaction est considérable ; la langue est sèche. Prostration, mais pas de délire. L'état général paraît grave.

17 juillet. Le gonflement de la face a notablement diminué ; large phlyctène sur l'oreille droite. La desquamation commence à se produire.

La langue est humide, l'état général meilleur.

29 juillet. Depuis que les badigeonnages ont été faits avec 2 gr., ils provoquent des sueurs abondantes, qui obligent chaque fois à changer la chemise du malade et même les draps de lit ; ces sueurs persistent pendant une heure environ.

La langue est sale, mais humide, l'état général bon.

La desquamation est en pleine activité sur toute la surface érysipélateuse.

1er août. Les cheveux sont couverts de croûtes épaisses. Abcès assez étendu de la paupière supérieure droite qu'on ouvre aujourd'hui.

5 août. On ouvre un petit abcès dermique au-dessous de l'angle interne de l'œil gauche et un plus volumineux en arrière de l'oreille droite.

10 août. La température n'a été normale qu'un seul jour, elle est subfébrile depuis ; le 7 elle est montée brusquement à 40° pour redescendre à 38° dès le lendemain.

L'état général est bon, mais on constate six abcès du cuir chevelu, dont les dimensions varient de la grosseur d'une noix à celle d'une mandarine. On fait passer le malade en chirurgie où il a guéri assez rapidement.

Températures modifiées par les badigeonnages

BADIGEONNAGES	DATES	HEURES	Doses (en gr)	Températ. avant	Après 1 heure.	Après 2 heures	Après 3 heures	Après 4 heures	Abaissement
Observ. I									
1er badigeonnage.	28 août	2 s	2	39,0	37.5	36,5	36,8	37,4	2,5
Observ. II									
1er badigeonnage.	10 août	3 s	2	39,3	38,5	37,4	37.7	»	1,9
2me —	11 —	3 s	2	39,7	38,6	37,6	37,9	»	2,1
Observ. III									
1er badigeonnage	31 juillet	5 s	2	40,0	40,0	39,9	39.7	39,5	0,5
2me —	1er août	7 m	1	38,6	38,4	38,0	38.7	38,5	0,6
3me —	—	2 s	1	38,5	38,3	37,8	37,6	37,6	0,7
4me —	2 —	3 s	1	38,7	39.0	40,0	39,4	39.2	+ 1,3
5me —	3 —	8 m	2	39,0	39.1	39,2	39,4	39,5	+ 0.5
6me —	—	2 s	2	39,6	38,9	38,6	37,8	37.5	2,1
Observ. IV									
1er badigeonnage.	29 juillet	2 s	2	40,2	39,5	38,9	38,3	38,2	2,0
2me —	30 —	11 m	2	39,0	38,5	38,3	38.8	39,0	0.7
3me —	—	4 s	2	39,3	39.1	38,2	38.3	39,0	1.1
4me —	31 —	8 m	2	39,2	38,8	38,0	37,9	38,1	1,3
5me —	—	3 s	2	40,1	40,2	40,2	40,2	40,0	+ 0,1
6me —	1er août	7 m	2	39.2	39,1	38,9	39,0	40.0	0,3
7me —	—	2 s	2	39,9	39,8	38,8	38,1	38.3	1,8
8me —	2 —	8 m	2	39,0	38,5	37,6	37,3	37.5	1,7
9me —	—	3 s	1	38,8	38,7	38,2	37,5	37,6	1.3
Observ. V									
1er badigeonnage.	24 juillet	10 m	1	40,3	39,9	40,0	40,0	40,1	0,4
2me —	—	6 s	1	40,7	40.2	39,8	40,5	»	0,9
3me —	25 —	5 m	1	39,7	39.7	39,6	39,9	40,0	0,1
4me —	—	12 m	2	40,6	39,8	39,9	40,6	40,7	0,8
5me —	26 —	8 m	2	39,6	40,2	38,8	38,3	39,5	1,3(1,9)
6me —	—	5 s	2	40,5	40,7	39,0	38,4	38 6	2,1(2,3)
7me —	27 —	11 m	2	39,8	39,7	37,3	38.0	39.8	2,5
8mc —	—	5 s	2	40,0	40,2	39.1	38,0	38,6	2,2
9me —	28 —	8 m	2	39,1	38.1	37,7	37,0	38,1	2,1
10me —	—	5 s	2	39,7	39.5	39,3	37,4	37,9	2,3
11me —	29 —	8 m	2	38,9	38,2	37,2	37,8	»	1,7
Observ. VI									
1er badigeonnage.	11 novemb	3 s	1	39,6	39,7	40	40		+ 0,4
2me —	12 —	7 m	1	38	37,5	37,4	37,2		0,8
Observ. VII									
1er badigeonnage.	21 novemb	3 s	2	39,9	39,8	39,5	39,7		0,4
2me —	—	7 m	2	39,3	39.1	39,2	39,5		0,3
3me —	—	3 s	2	40	40.1	38,4	38,7		1,6

Températures modifiées par les badigeonnages

(suite)

Observ. VIII									
1er badigeonnage.	14 déc.	3 1/2 s	2	40,3	39,5	38.9	38.3		2
2me —	15 —	7 m	2	39.5	39,5	38,7	38,1		1,4
3me —	—	3 s	2	40,8	40,5	39,6	39,8		1,2
4me —	16 —	7 m	2	40,2	39.3	38,9	38		2,2
5me —	—	3 s	2	40,3	40,5	39,1	38,9		1,4
6me —	17 —	7 m	2	40,4	40,1	40	39.9		0,5
7me —	—	3 s	2	40,6	40,1	39.4	39		1,6
8me —	18 —	7 m	2	39,3	39,2	38,9	38,6		0,7
9me —	—	3 m	2	39,2	39	38,8	38,3		0,9
10me —	19 —	7 m	2	40 6	40,1	39,6	40,9		1
11me —	—	3 s	2	41	40,8	40,8	40,9		0.2
12me —	20 —	7 m	2	40.6	40,1	39.9	39,7		0.9
13me —	—	3 s	2	40,6	40,5	40.4	40		0,6
14me —	21 —	7 m	2	39	39,3	39,2	39		0,3
15me —	—	3 s	2	41,2	41,2	41,1	40,9		0,3
16me —	22 —	7 m	2	38,9	38,6	38,7	38.8		0,3
17me —	—	5 s	2	41	40,8	40,2	40,2		0,8
18me —	23 —	7 m	2	38,7	39	38,9	38 5		0,2
19me —	—	5 s	2	40,1	39.8	40	40		0,3
20me —	24 —	7 m	2	38	38	38.1	37.9		0.1
21me —	—	5 s	1	37,5	37,2	36,9	37,1		0,4
Observ. IX									
1er badigeonnage.	12 avril	5 s	1	40,7	40	39.1	38,8		1,9
2me —	13 —	10 1/2	1	40,1	39,9	39,4	39.5		0,7
3me —	—	5 s	1	40,8	40,7	40,1	39,6		1,2
4me —	14 —	7 m	1	40,4	40,2	40,1	40		0,4
5me —	—	5 s	2	40.2	39,4	38.4	37,9		2,3
6me —	15 —	7 m	2	39,7	38,7	37,6	37.4		2,3
7me —	—	5 s	2	39,8	39,7	38.7	38		1,8
8me —	16 —	7 m	2	39,7	39	38,2	37,5		2,2
9me —	—	5 s	2	39,4	39	38,2	37,7		1,7
10me —	17 —	7 m	1	38,2	37,6	37,6	37,9		0.6
Observ. X									
1er badigeonnage.	19 juin	10 1/2 m	2	39.9	40,1	39,9	40		+ 0,1
2me —	—	5 s	2	40.3	40,2	39.6	39		1,3
3me —	20 —	7 m	2	39,4	39,1	38,8	38,7		0.7
4me —	—	5 s	2	38,9	39,1	39	38.7		0,2
5me —	21 —	7 m	2	39,2	38,6	38,1	38,4		1,1
6me —	—	5 s	2	38,7	38,5	38,5	38,3		0,4
7me —	22 —	7 m	2	38,5	38,4	38,1	38,6		0,4
8me —	—	5 s	2	38,6	38,5	38,1			0,5
9me —	23 —	7 m	2	39.5	39,1	39,2	38,2		1,3
10me —	—	5 s	2	39,5	39,4	39,1	38,4		1,1
11me —	24 —	7 m	2	38,9	38,6	38,4	38,7		0,5

Températures modifiées par les badigeonnages (*suite*).

Observ. XI										
1er badigeonnage.	3 juillet	5	s	2	40,5	39,3	38,4	38,1		2,4
2me —	—	7	m	2	39,8	39,5	38,5	38,5		1,3
3me —	4 —	5	s	2	40,1	39,9	39,4	38,3		1,8
4me —	—	7	m	2	39,4	38,4	37,2	36,9		2,5
5me —	5 —	5	s	2	39,5	39,1	38,9	38,5		1,0
6me —	6 —	8	m	2	38					
7me —	—	5	s	2	39,3	39,1	38,9	38		1,3
8me —	7 —	7	m	2	39,2	39	39	38.2		1,0
9me —	—	5	s	2	40,2	40	39,9	39		1,2
10me —	8 —	7	m	2	39·3	38,9	38,7	38,1		1,2
	—	5	s	2	39,6	39,3	39	38,1		1,5
11me —	9 —	8	m	»	37,5					
	—	5	s	2	39,2	38,9	38,	38		1,2
Observ. XII										
1er badigeonnage.	20 janv.	7½	m	1	39,8	39	38,2	38.9		1,6
2me —	—	5	s	2	40,1	38,8	37,1	37,5		3
3me —	21 —	7	m	2	40,5	38,4	37,2			3,2
4me —	—	3	s	2	40,5	39	37,5			3
5me —	22 —	7	m	2	39,7	39	38,7	38		1,7
6me —	—	5	s	2	40,7	39,9	39,6	37,8		2,9
7me —	23 —	7	m	2	39,8	38,7	37,6	37,4		2,4
8me —	24 —	8	m	2	40.5	39.6	37,7	37.7		2.8
9me —	—	5	s	2	40,9	39,6	38,5	38		2,9
10me —	25 —	8	m	2	39,9	38,4	37,9	37,8		2,1
11me —	—	5	s	2	40.6	39,6	39,1	37,9		2,7
12me —	26 —	8	m	2	39,9	39,1	37.6	36,8		3,1
Observ. XIII										
1er badigeonnage.	26 mars	5	s	2	39,7	38,6	37,9	37,3		2,4
	27 -	8	m		40,1					
2me —	—	5	s	2	40,1	38,6	37,6	37.6		2,5
	28 —	8	m		39,2					
3me —	—	5	s	2	40,5	39	37	37,6		3,5
	29 —	8	m		39,3					
4me —	—	5	s	2	40,1	39,5	38,2	37,5		2.6
	30 —	8	m		38,8					
5me —	—	5	s	2	39,5	38,8	37,4	37		2,5
	31 —	8	m		39,3					
6me —	—	5	s	2	39,5	38,1	37,8	37,3		2,2
	1er avril	8	m		38,8					
		5	s		38.5					
		8	m		38,1					
Observ. XIV										
1er badigeonnage.	18 oct	11	m	1	38,1	38	37,8	37,9		0,3
		5	s		38,6					
Observ. XV										
1er badigeonnage.	1er juillet	5	s	1	40,3	40,2	39,6	39,8		0,7
2me —	2 —	7	m	2	39,5	39,8	39,6	39,4		0,1
3me —	—	5	s	2	40,5	39,9	39,4	39		1,5
4me —	3 —	7	m	1	38,7	38	38,2	38		0,7
5me —	—	5	s	2	39,7	39,4	38,6	38,4		1·3
6me —	4 —	7	m		38,9	39	38,8	38,3		0,6
7me —	—	5	s		39,7	38.	38,2	39		1,7

OBSERVATION VI

Due à l'obligeance de M. Bard, n° 4460 de sa collection.

G..., Joseph, infirmier, entré le 11 novembre 1893, sort le 20 novembre 1893.

Erysipèle de la face au mois de mai dernier, soigné dans le service de M. Weill. Dix-huit à vingt jours après, première rechute de deux mois. Pas de dacryocystite; rhinite chronique. Jeudi dernier, 9 novembre, début par picotements, cuissons, démangeaisons, dans le grand angle de l'œil gauche sans aucun autre signe. Le lendemain vers 3 heures de l'après-midi, grands frissons durant une heure et demie environ, accompagné d'une céphalée violente et d'un peu de diarrhée. Vers 7 heures du soir, rougeur et gonflement vers le grand angle de l'œil gauche. Insomnie avec agitation.

10 novembre. — Actuellement érysipèle étendu à tout le dos du nez, à la paupière inférieure droite, céphalagie diminuée, anorexie persistante, langue très saburrale. Insomnie et agitation persistantes. Rien dans les urines.

11 novembre. — Rougeur limitée au dos du nez et à l pommette gauche.

13 novembre. — Les deux jours précédents, badigeonnage de gaïacol. Ce matin, température normale ; néanmoins, l'érysipèle de la face paraît encore en pleine évolution ; il a gagné la joue droite.

14 novembre. — La température est normale ; le gonflement a disparu, la rougeur a diminué, la desquamation commence.

16 novembre. — La température est restée absolument normale, desquamation presque achevée.

OBSERVATION VII

Due à l'obligeance de M. Bar n° 2464 de sa collection

G..., Joseph, 59 ans, marchand de journaux. Entré le 20 novembre 1893. Mort le23 novembre 1893.

Œil droit énucléé. Fièvres paludéennes en Afrique.

Le 13 novembre, violent coup de pierre derrière la tête ; hémorrhagie considérable, perte de connaissance durant deux heures ; pendant cinq jours, le blessé continue à faire son service. Au bout de ce temps, il lava la plaie avec de l'eau du Rhône. Le soir du même jour, le 16, frissons violents, claquements de dents. Dans la nuit, céphalalgie, insomnie. Pas de vomissements.

Le 17, paupières de l'œil droit rouges, gonflées ; pas de douleurs.

Le 19, douleurs, en même temps la tuméfaction et la rougeur s'étendent du côté gauche et du côté de la joue droite.

20 novembre. — La face dans la totalité est tuméfiée, dure, rouge, chaude ; les phénomènes sont plus intenses à droite où les lésions ont envahi la région sus-hyoïdienne et la partie tout à fait supérieure du cou. Douleur à la pression Bourrelet net. L'oreille droite est peu tuméfiée mais douloureuse. Paupières très gonflées. Le malade a pu ouvrir la paupière gauche ce matin mais pas la droite qui donne issue à un écoulement séro-purulent.

Céphalalgie intense exagérée par la toux, les mouvements. Anorexie, langue saburrale, très sale. Ni diarrhée, ni constipation. Aux poumons, sonorité légèrement diminuée à droite.

Battements du cœur, calmes, réguliers. La plaie, point de départ de l'érysipèle siège à droite et en arrière. Elle est ferme et ne suppure pas ; mais toute sa périphérie est envahie par la tuméfaction très marquée, très douloureuse qui descend en arrière de l'oreille jusqu'à la nuque.

Albumine en assez grande quantité.

21 novembre. — Pas de délire mais la tête est énorme ; le gonflement portant sur tout le cuir chevelu et envahissant le cou. Yeux clos par le gonflement des paupières, du pus s'échappe de la paupière droite ; la plaie du cuir chevelu suppure et repose sur une tuméfaction énorme.

23 novembre. — Hier soir, badigeonnage de gaïacol à 3 heures. Délire vers 6 heures du soir.

A 11 heures 1/2, frissons, sueurs profuses ; pourtant la température rectale est à ce moment de 38°. Après l'avoir surveillé, la veilleuse se retira un quart d'heure au bout duquel elle le trouva mort dans son lit.

Autopsie. — Le cuir chevelu, dans toute son étendue, est le siège d'un gonflement considérable lui faisant atteindre 4 ou 5 centimètres d'épaisseur, gonflement dû à une infiltration séro-purulente diffusé qui s'étend à toute la surface du crâne ; au niveau de la face, le gonflement et la rougeur ont beaucoup diminué après la mort.

L'aponévrose épicrânienne se détache facilement au niveau des temporaux dont l'aponévrose superficielle adhère à l'aponévrose épicrânienne elle-même. La boîte osseuse est intacte.

L'aspect de la dure-mère est normal. Après son ablation, on constate que la pie-mère est œdématiée, mais nulle part, on ne trouve d'exsudat inflammatoire. Il ne paraît pas y avoir d'oblitération veineuse.

Le cerveau est ferme, d'aspect normal. Rien à noter à sa base. Les poumons : D. 490 gr. et G 400 présentent de la congestion hypostatique des deux bases.

Cœur normal.

Foie, rate, reins un peu congestionnés mais sans lésions anciennes.

OBSERVATION VIII

Due à l'obligeance de M. Bard, n· 2527 de sa collection.

R... Joseph, entré le 13 décembre 1893, sorti le 17 janvier 1894.

Plongeur de son état, le malade a souvent les mains dans l'eau sale.

Samedi 9 décembre, phlyctènes sur la main gauche, aux trois derniers doigts, puis sur le médius et l'annulaire de la main droite. Le même jour, céphalalgie sans frissons, ni anorexie.

Dimanche, dans l'après-midi, grands frissons avec claquements de dents. Le lundi 11 décembre à midi, le malade qui jusqu'alors avait continué son travail doit s'aliter : alors céphalalgie intense, vomissements réitérés, persistant jusqu'à son entrée. Dans la nuit du mardi au mercredi, gonflement et rougeur de la face débutant par le nez, les mains. Aucun signe de dacryocystite, mais rhinite chronique.

10 novembre. — Actuellement érysipèle étendu à tout le dos du nez, les paupières supérieure et inférieure gauches, la paupière inférieure droite ; céphalalgie diminuée, anorexie persistante, langue très saburrale. Insomnie et agitation persistantes.

Rien dans les urines.

11 novembre. — Rougeur limitée au dos du nez et à la pommette gauche.

12 novembre. — Les deux jours précédents, badigeonnage de gaïacol. Ce matin, température normale ; néanmoins, l'érysipèle de la face paraît encore en pleine évolution ; il a gagné la joue droite.

14 novembre. — La température est normale, le gonflement a disparu, la rougeur a diminué, la desquamation commence.

16 novembre. — La température est restée absolument normale. Desquamation presque achevée restant dans le même état.

3 décembre. — Gonflement et rougeur très accentués sur le nez, les joues, la lèvre supérieure, phlyctènes sur le dos du nez et les joues, remplies d'un liquide citrin. Aux doigts, les phlyctènes contiennent un liquide séro-purulent ; un certain nombre d'entre elles sont desséchées ; à part quoi les mains paraissent normales.

Etat général grave : céphalalgie, parfois du délire ; langue saburrale, les vomissements ont cessé depuis l'entrée. Urines rares, rouges, chargées d'urates.

Le nez est très augmenté de volume, quelques phlyctènes, la rougeur ne s'étend pas très loin sur les joues. Aux deux mains, phlyctènes et gonflement diffus considérable.

4 décembre 1893. — Le gonflement du nez a gagné la joue, langue sèche, rôtie, un peu de délire.

6 décembre. — On a commencé le 14 les badigeonnages de gaïacol. L'état général est sensiblement amélioré. Le délire a disparu.

Langue humide, peau fraîche, tranquillité et calme frappants.

Le nez a beaucoup diminué de volume ; il est couvert de croûtes desséchées, tandis que les joues sont rouges, tuméfiées et couvertes de bulles récentes ; bourrelet très manifeste ; l'oreille gauche est légèrement tuméfiée.

21 décembre. — L'état général est assez grave ; l'érysipèle couvre tout le cuir chevelu et envahit la partie supérieure du thorax. Le gonflement du cou et des oreilles est considérable. Délire de nouveau assez intense.

23 décembre. — Etat général un peu amélioré. Le gonflement de la face a beaucoup diminué ; mais il est encore considérable au cou, sur le cuir chevelu et aux oreilles.

26 décembre. — La température est normale depuis deux jours ; le gonflement a presque disparu ; il reste des croûtes épaisses. La langue est à peu près normale. Aux doigts, desquamation par larges plaques sans trace d'inflammation.

On a fait au malade vingt-et-un badigeonnages de gaïacol dont vingt de 2 gr.

2 janvier 1895. — La desquamation est en pleine activité.

OBSERVATION IX

Due à l'obligeance de M. Bard, n° 2637 de sa collection.

A... Joseph, domestique, entré le 11 avril 1894. Sorti le 20 avril 1894.

Le 6 avril, sans causes apparentes, le malade présente les symptômes suivants : céphalalgie, nausées, vomissements et élancements douloureux dans la joue droite, en même temps, le malade aurait constaté un ganglion assez volumineux du même côté ; l'état fébrile s'accentuant, l'insomnie est complète.

Actuellement, 11 avril, le malade présente un état général assez bon, bien que la température soit très élevée et l'érysipèle en pleine évolution : rougeur et gonflement s'étendent sur la joue droite, les paupières et le front du même côté. Anorexie, céphalalgie intense ; insomnie ; langue saburrale.

Emphysème. Galop. Nervosisme. Contracture douloureuse du sterno-mastoïdien.

13 avril 1894. — Hier premier badigeonnage avec 1 gr. de gaïacol.

14 avril. — Etat général très bon ; les badigeonnages provoquent des sueurs modérées.

17 avril. — Erysipèle affaissé ; desquamation en larges plaques depuis hier. Langue un peu sale ; mais l'appétit se réveille.

20 avril. — Le malade quitte l'hôpital complètement guéri.

OBSERVATION X

Due à l'obligeance de M. Bard. N° 2731 de sa collection.

G... Pierre, 67 ans. Entré le 18 juin 1894. Mort le 8 juillet 1894.

Alcoolique : était en état d'ivresse quand le 1er janvier, il tomba sur le nez et s'y blessa légèrement ; la plaie fut pansée à la pommade camphrée. Le 17, frissons, gonflement érysipélateux. L'entourage note des glandes mobiles devant l'oreille.

19 juin. — Etat général très mauvais, presque comateux. Nez très gonflé couvert de croûtes et de pustules étendues. Les régions parotidiennes (surtout à droite) sont le siège d'un gonflement diffus portant sur la glande dont on sent nettement les contours : ni induration, ni fluctuation. Oreilles à peu près indemnes. Front et parties voisines du cuir chevelu rouges et indurées sans tuméfaction bien marquée ; langue sèche et rôtie sans fuliginosités. Incontinence des urines et des matières fécales.

Rien au poumon, ni au cœur.

23 juin. — Le gonflement de la parotide droite a beaucoup augmenté ; la peau est rouge, la région presque fluctuante.

26 juin. — Incision le 23 ne donnant issue qu'à du sang. Etat général assez bon, érysipèle affaissé partout ; mais la peau reste épaissie, couverte de lamelles croûteuses.

30 juin. — Plaie d'incision presque complètement cicatrisée sans avoir suppuré.

Depuis deux ou trois jours la température s'est un peu relevée et en même temps sont apparues des douleurs aux deux poignets ; douleurs actuellement intenses ; on y constate un peu de gonflement et de la raideur.

Langue sèche, de nouveau rôtie. Etat général assez bon mais intelligence toujours obnubilée. L'érysipèle continue à desquamer.

7 juillet. — A la main et au poignet droit gonflement considérable, œdémateux sans rougeur de la peau.

Etat général mauvais ; le délire inconscient du début a fait place à un état subcomateux, depuis deux jours. Langue sèche, rôtie, pupilles égales mais contractées. Le malade va sous lui en diarrhée profuse.

9 juillet. — Mort le 8 à 11 heures après que la température fut montée à 41° 1.

Depuis le 24 juin, les badigeonnages étaient abandonnés.

La putréfaction excessive n'a pas permis de pratiquer l'autopsie.

OBSERVATION XI

Due à l'obligeance de M. Bard. N° 2746 de sa collection.

F... Eug..., 46 ans, cuisinier. Entré le 2 juillet 1894, sorti le 21 juillet 1894.

Le 30 juin, céphalée avec lassitude ; état général fébrile ; à la nuque, du côté gauche, gonflement.

Entré à l'hôpital le 2 juillet ; l'érysipèle a gagné l'oreille gauche et le cuir chevelu ; il est en voie d'envahir la joue et la fosse temporale.

Langue saburrale.

Urines : albumine en petite quantité.

3 juillet. — Erysipèle étendue à toute la face, aux oreilles, et à une partie du cuir chevelu, très rouge tendre sans phlyc-tènes, ni desquamation.

Langue sèche et rôtie.

5 juillet. — Depuis le 3, badigeonnages de gaïacol. Sueurs profuses surtout le matin. Erysipèle affaissé ; desquamation commençante au niveau de l'angle du maxillaire : à gauche œdème assez accusé, peu étendu.

Langue humide, d'aspect à peu près normal.

17 juillet. — Le gonflement de la face a complètement disparu ; le malade se plaint seulement d'un peu d'angine.

OBSERVATION XII

Due à l'obligeance de M. Bard. N° 2956 de sa collection.

B... Clément, 20 ans, domestique. Entré le 19 janvier 1895. Sorti le 13 février 1895.

Début le 18 janvier par des frissons, de la céphalalgie et un gonflement de l'oreille droite.

Le malade continue quoique péniblement son travail jus qu'au 19 janvier.

20 janvier. — Sujet robuste. Etat général bon, bien que la fièvre soit assez vive. Anorexie, [constipation, insomnie et agitation nocturne.

Erysipèle étendu aux deux joues, aux deux oreilles. Bourrelet net.

Phlyctènes sur la joue droite et à l'oreille du même côté.

On note une tendance à l'envahissement du côté du cuir chevelu, du cou, des paupières sans que la vue soit sensi blement gênée.

Urines non albumineuses.

21 janvier. — Hier et ce matin, trois badigeonnages de gaïacol qui ont déterminé chaque fois des sueurs profuses et qui sont suivis chaque fois d'une sensation de bien-être persistant trois à quatre heures.

23 janvier. — L'oreille droite, point de départ de l'affection, a beaucoup diminué de volume, tandis que l'érysipèle occupe toute la moitié droite de la face, sauf le menton et la partie supérieure du front. Insomnie ; agitation nocturne, langue saburrale.

24 janvier. — Léger disque d'albumine.

26 janvier. — Disque assez épais d'albumine. Abaissement thermique par le gaïacol jusqu'à 36°8. Un peu de délire les deux nuits précédentes ; mais le gonflement de la face est un peu affaissé.

29 janvier. — Plus d'albumine.

31 janvier. -- Température normale. Face en pleine desquamation.

OBSERVATION XIII

Due à l'obligeance de M. Bard. N· 3010 de sa collection.

G... (Pierre), 29 ans. Employé au chemin de fer. Entré le 25 mars 1895, sorti le 8 avril 1895.

A 20 ans, pneumonie. Tousse toujours un peu l'hiver. Alcoolique.

Le 22 mars, céphalalgie, nuit mauvaise, agitée.

Rougeur de la face, le samedi soir vers quatre heures ; limitée d'abord à la base du nez elle s'étendit peu à peu ; pas de frissons.

25 mars. — Actuellement, bon état général. Ni abattement, ni excitation. Appétit conservé, mais dysphagie par suite de l'angine.

Selles régulières.

Erysipèle étendu aux deux côtés de la face, limité par le bord inférieur du maxillaire supérieur, les oreilles, le sillon naso-génien ; quelques bulles sur la racine du nez, angine modérée ; rougeur peu marquée, amygdales non gonflées. Légère obscurité respiratoire au sommet gauche. Rien dans les urines.

26 mars. — Bon état général, langue à peine sale. L'érysipèle manifestement en voie d'extension, respectant le nez a envahi le front. Un peu de délire.

28 mars. — Le 26, premier badigeonnage de gaïacol et, consécutivement, sueurs profuses, puis grand calme et sommeil tranquille. Le 27, la température est remontée à 40°1 et le délire a été tel qu'on a dû employer la camisole de force ; le soir, badigeonnage de gaïacol ; nouvelles sueurs profuses : cessation du délire ; on peut retirer la camisole.

Depuis, le malade est tranquille, mais présente du subdelirium intermittent. Langue humide, desquamation de la face. Les oreilles envahies sont en pleine éruption.

OBSERVATION XIV

Due à l'obligeance de M. Bard. N° 3147 de sa collection.

M... Justine, 37 ans, ménagère. Entrée le 16 octobre 1895, sortie le 29 octobre 1895.

Enceinte actuellement de quatre mois et demi, n'a jamais présenté d'accidents de grossesse. Bonne santé habituelle.

Depuis quelques jours, la malade souffrait d'accès de céphalalgie. Une rougeur d'abord limitée à la racine du nez, envahit le pourtour de l'œil gauche, puis la joue gauche et enfin le côté droit en suivant le même ordre ; de sorte qu'au bout de deux jours la face était presque entièrement rouge. Phlyctènes sur les joues. Symptômes généraux très marqués : anorexie, soif intense, agitation nocturne, lumbago très intense ; douleurs dans la continuité des membres ; céphalalgie continuelle et intense.

Actuellement les limites de la rougeur sont moins nettes ; les phlyctènes du côté gauche commencent à se dessécher, les deux paupières supérieures, surtout la gauche, sont œdématiées, pas de larmoiement. Les signes généraux continuent.

Urines non albumineuses.

23 octobre. — Défervescence complète. Etat général excellent. Desquamation lamelleuse très accentuée sur les joues. Battements du cœur réguliers. Le 18, on a fait un badigeonnage qui a déterminé des sueurs assez marquées.

OBSERVATION XV

Due à l'obligeance de M. Bard. N° 3352 de sa collection.

D..., Julie, 17 ans, journalière, entrée le 30 juin 1896, sortie le 17 juillet 1896.

Santé habituellement délicate, tousse tous les hivers. Début il y a un mois et demi par de violentes céphalalgies, frissons, rougeur de la face avec douleurs dans les oreilles et surdité à gauche ; œdème des membres inférieurs. Actuellement érysipèle caractérisé étendu au front, au nez et aux joues. Céphalalgie, surdité gauche ; anorexie, constipation.

6 juillet.— Badigeonnages de gaïacol depuis le 1er au soir qui ont déterminé des sueurs très modérées.

Actuellement, la température est normale, bien que l'oreille droite soit très gonflée par suite d'unc extension remontant à deux jours.

13 juillet. — Quelques vestiges de la desquamation.

Etat général excellent.

OBSERVATION XVI

Friedenwald et Hayden. *New-York Med. Journ.*

G... T..., 34 ans, entré à l'hôpital le 16 mars 1894. Température à 4 heures 45 du même jour, 104°6 F. (38°2 C). Application de trente gouttes de gaïacol.

Le lendemain matin, à 10 heures, la température était seulement tombée à 103° F. (37°3 C.). Nouvelle application de trente gouttes de gaïacol et la température était tombée graduellement à 100° F. (35°8C) à une heure de l'après-midi. Le malade n'éprouva ni frisson ni sensation de froid après les badigeonnages de gaïacol, mais se trouva mieux. Ni faiblesse, ni abattement.

CHAPITRE II

Avant d'aborder l'étude de toutes les observations d'érysipèle traité par le badigeonnage de gaïacol que nous possédons, nous croyons bon de rappeler brièvement les conclusions que M. le professeur Bard pouvait retirer des premiers faits observés, conclusions consignées en son travail d'octobre 1893 *(Lyon médical).*

Le gaïacol abaisse la température de 0°1 à 1°3 ou de 0°3 à 2°5 pour une dose de 1 gr. ou de 2 gr.

Dans quelques cas, il y a élévation thermique.

Dans d'autres, il y a d'abord élévation thermique, suivie ensuite d'abaissement.

Les abaissements thermiques sont plus considérables vers la fin de la maladie. La réascension se fait 2, 3, 4 heures et même plus après l'application; cette durée n'est pas en rapport avec la dose de médicament employée ni avec le degré d'abaissement; elle n'est que retardée quand il y a une ascension thermique pendant la première heure; elle se fait dans un temps variable, mal étudié d'ailleurs.

Le badigeonnage de gaïacol a en outre de son action antithermique une action vraiment curative,

Nous étudierons maintenant en plus des 5 observations déjà publiées 10 nouvelles observations.

Nos conclusions porteront sur 113 badigeonnages dont 29 déjà étudiés précédemment dans le travail précité.

De ces 113 badigeonnages 21 seulement furent faits avec 1 gr., les autres, c'est-à-dire 92 avec 2 gr.

4 badigeonnages furent suivis d'une élévation de température qui se maintint. 3 cas se trouvent dans les observations déjà publiées. « Dans deux d'entre eux, dit M. le professeur Bard, l'élévation a été négligeable, ce qui paraît être le fait de l'ascension normale de la fièvre.

Dans l'un l'ascension n'a été que de 0°1, après laquelle la température est restée stationnaire plusieurs heures ; dans le second elle s'est montrée de 0°1 après une heure et a continué à s'élever de 0°1 par heure encore jusqu'au badigeonnage suivant; par contre, celui-ci, fait six heures après le premier, a produit un abaissement de 2°1. Dans les deux cas on avait employé 2 gr. et on n'a pu démêler à quelle cause il fallait attribuer cette absence de l'action antithermique normale. Dans le troisième cas, le badigeonnage avait été fait avec un gramme seulement et l'élévation a atteint 1°3 en deux heures. Là encore, l'élévation a été indépendante du médicament; en consultant la courbe, on constate que la température avait été abaissée à la normale en deux jours par trois badigeonnages, puis, après une matinée d'apyrexie, la fièvre avait repris une marche ascendante, sous l'influence d'un empâtement diffus qui venait de se produire à la région parotidienne et qui a fait craindre une parotidite suppurée.

8 badigeonnages ont été suivis pendant la première heure d'une ascension thermique de 0°2 à 0°6 laquelle a été suivie d'un abaissement. Les trois premiers appartiennent à l'observation V déjà publiée, cas grave et prolongé. L'abaissement de température finale varie de 0° à 2°1. Dans un cas (*Observation VIII*), la température étant initialement à 38°, est encore à 38° une heure après, puis monte à 38°1 pour redescendre : On ne peut croire ici, pas plus que dans les quatre cas précédents, à une action paradoxale, mais simplement à une action insuffisante : « L'action du badigeonnage, dit M. Bard, ne s'exerçant qu'après un certain délai, l'élévation constatée est simplement le fait de l'ascension normale de la fièvre. »

Dans un cas (badigeonnage n° 1 de l'observation X), la température de 39°9 monta à 40°1, fit un retour à 39°9 et remonta à 40°. On se trouve là en face d'une sorte de caprice explicable difficilement et qui tient sans doute à des conditions secondes qu'une observation minutieuse ferait peut-être découvrir, mais que nous n'avons pu connaître.

Les 100 badigeonnages restants amenèrent un abaissement thermique variant de 0°2 à 3°2 pour les badigeonnages de 2 gr. et de 0°1 à 1°9 pour les badigeonnages de 1 gr.

« L'abaissement de température se fait ordinairement avec une grande rapidité, dit M. Bard ; il se dessine à peine pendant la première heure; il se précipite ensuite de façon à atteindre son maximum d'intensité pendant le cours de la deuxième ou de la troisième heure. »

La réascension définitive s'est faite 6 fois après 2 heures, 24 fois après 3 heures, 9 fois après 4 heures, une fois après 5 heures.

Dans soixante-six fois, la réascension n'était pas commencée après quatre heures.

Il n'a été observé qu'un seul cas cinq heures après le badigeonnage et la réascension commençait juste à ce moment.

La dose, qui a une influence évidente sur le degré de l'abaissement thermique paraît en avoir une également sur la durée, car nous relevons, sur les 21 badigeonnages faits avec 1 gramme, 2 cas dans le premier groupe ou 9,5 %, 8 cas dans le deuxième groupe ou 38,9 %, 2 cas dans le troisième groupe ou 9,5 %, 1 cas dans le quatrième ou 0,47 %; tandis que des badigeonnages de 2 gr., il y a 4 cas dans le premier groupe ou 4 %, 16 cas dans le deuxième groupe ou 16 %, 8 cas dans le troisième groupe ou 8 %; le pourcentage est donc évidemment supérieur pour les badigeonnages de 1 gr., autrement dit, les badigeonnages de 1 gr. permettent une réascension plus rapide.

Une ascension passagère pendant la première heure paraît avoir pour effet de retarder un peu l'abaissement et la réascension sans en diminuer la puissance. Dans les 6 cas de cette nature on trouve une réascension après 3 heures, 2 après 4 heures, une après 5 heures. Dans les autres on n'a pu noter l'époque de la réascension.

« La rapidité de l'ascension, dit M. Bard, est des plus variables ; je ne puis donner sur ce point de renseignements précis, parce que les températures n'étaient en général prises que pendant les quatre heures, voire même les trois heures qui suivent le badigeonnage, délai suffisant pour constater le maximum de l'abaissement, mais presque insuffisant pour apprécier la réascension. Celle-ci paraît d'autant plus rapide qu'elle commence plus tôt ; dans quelques cas, la température initiale était déjà atteinte ou même dépassée après trois, quatre ou cinq heures; le plus souvent, elle était encore loin de l'être au moment de la dernière température prise. »

Enfin, point sur lequel insiste M. Bard, et qu'il considère comme d'une grande importance pratique, la quantité de l'abaissement thermique est en rapport très net et presque constant avec la proximité de la défervescence. « Et, disait-il, ce rapport se révèle soit qu'on compare les résultats des divers badigeonnages chez un même malade, soit qu'on compare les divers malades entre eux.

« Dans l'observation I, où un seul badigeonnage a amené la défervescence définitive, l'abaissement avait été de 2°5.

« Dans l'observation II, où deux badigeonnages ont suffi, le premier a déterminé un abaissement de 1°3, le second de 2°1.

« Dans l'observation III, les trois premiers badigeonnages donnent une moyenne de 0°6, les deux suivants n'ont pas d'action par le fait d'une complication intercurrente, le dernier donne 2°1.

« Dans l'observation IV, les cinq premiers donnent une moyenne de 1°8 et les trois derniers de 1°6.

« Dans l'observation V, les cinq premiers donnent une moyenne de 0°7, les six derniers de 2°1, il est vrai que la différence est ici un peu trop accusée, par ce fait que les trois premiers badigeonnages ont été faits avec un gramme seulement tandis que tous les autres l'ont été avec deux grammes. »

Dans l'observation VI, le premier badigeonnage, fait avec un gramme, a une action négative; nous notons au bout de trois heures une réascension de 0°4. Le lendemain, un badigeonnage de un gramme seulement a pour effet de faire tomber la température à la normale et elle ne se relève pas.

Dans l'observation VIII, les quatre premiers badigeonnages donnent un abaissement moyen de 1°5, les cinq suivants de 2°6; le sixième badigeonnage suivant ne donne qu'un abaissement de 0°6, mais la température initiale n'était que de 38°2. La différence des moyennes est ici peut-être un peu forte parce que les quatre premiers badigeonnages étaient faits avec un gramme, tandis que les derniers étaient faits avec deux grammes.

Dans l'observation IX la différence est moins considérable, les cinq premiers donnent une moyenne de

0°54 tandis que les six derniers donnent une moyenne de 0°7.

Dans l'observation XV, pour les trois premiers badigeonnages, on note un abaissement moyen de 0°433 et de 0°866 pour les six derniers.

Ce sont là des chiffres convaincants. Il est vrai que toutes les observations ne sont pas également concordantes, néanmoins sur les 13 observations que nous pouvons comparer, — les cas terminés par la mort ne peuvent évidemment entrer en ligne de compte — nous en comptons 8 qui affirment la loi formulée par M. le professeur Bard.

Une observation ne donne que des résultats indécis, les quatre autres contradictoires.

Mais déjà en octobre 1895, M. Bard bien loin de prétendre énoncer une loi extensible à tous les cas déclarait qu'il y a des résultats discordants.

En conséquence, cette donnée peut être très utile pour l'établissement du pronostic de la maladie.

S'il est évident que les badigeonnages de gaïacol ont une action antithermique, est-il aussi évident qu'ils ont une action durable, une action que l'on puisse appeler antipyrétique? Nos observations paraissent de nature à démontrer que l'influence antifébrile du gaïacol dans l'érysipèle est nette.

Nous avons bien deux morts à relever dans nos observations. Mais, dans les deux cas, l'érysipèle était d'origine traumatique et les deux malades ont été emportés par une infection septico-pyohémique, se révélant, chez le premier (*Observation VII*) par un phlegmon du cuir chevelu; et chez le second (*Observation X*) par des manifestations articulaires, un gonflement inflammatoire de la région parotidienne, une putréfaction suivant très rapidement la mort. (Nous tenons à remarquer que les manifestations articulaires et le gonflement parotidien du deuxième malade pourraient être imputés à la fièvre ourlienne qui sévissait dans le quartier du malade; mais la putréfaction rapide nous porte plutôt à penser que ces phénomènes sont des signes de septico-pyohémie.)

Si nous ne considérons que les cas d'érysipèle médical survenus sans traumatisme, nous n'avons pas de cas de mort à noter.

Et pourtant nous avons eu des cas d'érysipèle d'une gravité au-dessus de la moyenne : dans 5 cas, on a constaté de l'albumine, dans 7 cas, il y a eu délire prolongé; les phénomènes ont été particulièrement alarmants dans 2 cas et se sont accompagnés d'un affaissement extrême très voisin du coma.

Voyons l'influence des badigeonnages dans les différents cas.

« Dans l'observation I, nous voyons une fièvre arrivée au neuvième jour, présentant à peine un léger abaissement, cesser brusquement sous l'influence d'un seul badigeonnage, alors que le délire et les phénomènes généraux persistaient encore avec leur intensité antérieure ; on peut penser, et probablement à juste titre, que la défervescence spontanée était prochaine; peut-être eût-elle eu lieu graduellement les jours suivants ; peut-être même assez brusquement le lendemain matin, mais il est certain qu'elle ne se fût pas faite soudaine et définitive en deux heures, dans l'après-midi, comme il est arrivé sous l'influence du premier badigeonnage.

« Dans l'observation II, il s'agit d'un cas bénin, d'un érysipèle à répétition, chez un jeune homme de 17 ans ; là encore l'influence du gaïacol sur l'évolution de la maladie et la défervescence paraît manifeste. Le premier badigeonnage a eu lieu le lendemain de l'entrée du malade ; la température qui se maintenait en plateau au voisinage de 39°5 n'est plus que de 38°3 le matin du lendemain de ce badigeonnage; elle se relève le soir à 39°7, mais pour tomber en deux heures, dans l'après-midi, à 37°6 sous l'influence d'un nouveau badigeonnage et rester dès ce moment à la normale.

Ajoutons que ce malade racontait qu'il avait présenté pendant deux ans cinq érysipèles analogues dont l'évolution avait duré une quinzaine de jours; ce dernier au contraire s'est terminé au cinquième jour, après deux badigeonnages séparés par un intervalle de vingt-quatre heures.

Dans l'observation III, le malade est entré au quatrième jour, en plein délire, dans un état grave ; trois badigeonnages faits en deux jours ont amené le malade à la normale dès l'après-midi du second jour ; la température reste basse toute la nuit et se retrouve encore à 37°5 le lendemain matin. La maladie prenait ainsi la même marche que dans les deux cas précédents et la guérison s'annonçait avec une rapidité imprévue. Le soir de ce jour cependant, la fièvre reparaît, le gaïacol ne peut en arrêter l'ascension; mais celle-ci est due à une complication très menaçante; on constate de la tuméfaction et de l'empâtement dans la région parotidienne droite, le délire reprend et on peut craindre une parotidite suppurée. Deux nouveaux badigeonnages restent sans effet antipyrétique, néanmoins un troisième est suivi de la résolution du gonflement, de la chute définitive de la fièvre, de la disparition du délire et de la transformation complète de l'état général. Du fait de cette complication, la défervescence n'a été reculée que de deux jours et s'est faite au huitième jour après quatre jours de traitement, malgré un ensemble de phénomènes alarmants.

Dans l'observation IV, les phénomènes sont également graves, l'érysipèle s'étend assez loin sur la nuque et sur le cou; le malade entre au quatrième jour; c'est un alcoolique, la face présente de nombreuses écorchures accidentelles, qui se sont produites le lendemain du début de la maladie. La température se maintenant en plateau à 40°2, un badigeonnage fait le lendemain de l'entrée a abaissé la température au-dessous de 39° en deux heures; celle-ci reste abaissée toute la nuit et se retrouve encore à 38°5 le lendemain matin. Après un jour d'apyrexie relative, la fièvre reprend, résiste deux jours au gaïacol, mais se laisse ensuite ramener à la normale en deux jours. La réalité de l'action durable du gaïacol se révèle ici sur la courbe, par ce fait que la courbe des maxima est régulièrement descendante, non seulement du jour au lendemain, mais du matin au soir en un même jour.

L'observation V se rapporte au cas qui a été le plus grave par ce fait qu'il s'agissait d'un érysipèle traumatique ; au lieu de débuter par la racine du nez comme à l'ordinaire, l'érysipèle s'est développé autour d'une petite plaie qui existait depuis quelques jours sur le pavillon de l'oreille gauche. Quoi qu'il en soit, le malade entrait au huitième jour de sa maladie ; les badigeonnages n'ont été commencés que le lendemain ; pendant les trois premiers jours du traitement, le gaïacol a provoqué des abaissements faibles, de peu de durée et n'exerçant aucune action apparente sur la courbe des maxima ; ce n'est qu'après le huitième badigeonnage, le soir du quatrième jour du traitement, que l'abaissement de la température se prolonge au delà de l'action simplement antithermique du médicament ; à partir de ce moment, on gagne rapidement du terrain, et trois nouveaux badigeonnages suffisent pour atteindre la normale, par une descente progressive, dès lors semblable à celle des deux derniers cas de l'observation précédente.

L'observation VI est très démonstrative : bien que la température ait augmenté sous l'influence d'un premier badigeonnage, fait avec 1 gr., le lendemain, un badigeonnage également de 1 gr. amène la température à la normale; cette température persiste et le lendemain l'érysipèle a disparu. Chose remarquable, ce malade, qui avait un érysipèle à répétition dont le dernier l'avait tenu deux mois, est guéri en 5 jours avec 2 badigeonnages.

Dans l'observation VIII, on note un état local et un état général graves : gonflement et rougeur très accentués, phlyctènes, fièvre intense, grands frissons, vomissements, délire. Et les badigeonnages ayant commencé le 14, dès le 16 décembre, on note : l'état général est sensiblement amélioré, le délire a cessé ; tranquillité et calme frappants; — l'état local aussi s'est amélioré, le dos du nez est dégonflé et couvert de croûtes bien que les joues soient rouges et couvertes de bulles. Mais une nouvelle poussée extensive ramène un mauvais état général et du délire le 21 décembre, accidents qui tendent à disparaître le 23 et sont disparus le 24, époque où la température est normale ; la maladie ayant débuté le 12, elle a duré 12 jours.

Dans l'observation IX, où les badigeonnages étaient primitivement de 1 gr., la courbe thermique a une forme ascendante ; mais bientôt, les badigeonnages étant de 2 gr., la température, plus fortement abaissée, se maintient à un degré moins élevé, et en même temps l'état local s'améliore et trois jours après, l'érysipèle est totalement guéri. L'érysipèle avait débuté six jours avant le commencement du traitement qui, lui, n'a duré que cinq jours, comprenant cinq badigeonnages.

Dans l'observation XI, où le cas est d'une certaine

gravité, l'érysipèle étant étendu, couvert de phlyctènes, les urines albumineuses, au bout de deux jours de traitement le malade est guéri ; la maladie n'avait duré que 5 jours.

L'observation XII nous montre un cas dans lequel malgré les badigeonnages de gaïacol les symptômes ont une marche progressive : la courbe est ascendante, le gonflement s'étend, sa surface se couvre de phlyctènes et cependant chaque fois des sueurs profuses avec une sensation de bien-être ont suivi chaque application ; on note ensuite de l'albumine dans les urines, du délire, de l'agitation nocturne; mais ces symptômes s'amendent et treize jours après le début de la maladie et six après le début du traitement, le malade est guéri.

Dans l'observation XIII, on voit un délire accentué, nécessitant l'emploi de la camisole de force, céder momentanément sous l'influence d'un badigeonnage pour reparaître ensuite et persister; mais toujours, sous l'influence des badigeonnages, on note un calme remarquable et une tranquillité frappante; mais tandis que persistent le délire tranquille et la température élevée, la guérison de l'état local se prononce ; il semble qu'il y ait une action locale tout à fait indépendante de l'action générale, contrairement à l'ordinaire.

Le cas réalisé dans l'observation XIV étant peu grave, on n'a fait qu'un badigeonnage dont l'action n'a pas eu une influence bien nette sur l'évolution de la maladie, évolution à tendance plutôt bénigne.

L'observation américaine ne donne pas de renseignement au sujet de l'action du gaïacol sur l'évolution de la maladie.

De l'étude des cas qui précèdent il résulte en toute évidence que les badigeonnages de gaïacol, outre une action immédiate sur le processus fébrile, ayant pour effet d'abaisser la température aussitôt après l'application, possèdent une action que l'on peut appeler antipyrétique ayant pour effet, par un mécanisme que nous ignorons et sur lequel on ne peut faire que des hypothèses, de supprimer la tendance générale à l'ascension thermique, d'abaisser en quelque sorte le niveau de la courbe fébrile pour amener enfin l'apyrexie complète.

Outre l'action antithermique et l'action antipyrétique, nous constatons que les phénomènes subjectifs sont souvent, pour ne pas dire toujours, améliorés par l'emploi du gaïacol. Dans la plupart des cas, le délire disparaît aussitôt après le badigeonnage et ne reparaît plus. Dans un cas cependant (*Observation XII*) le délire disparaissant après le badigeonnage persista longtemps encore malgré la continuation. La céphalalgie, les vomissements et l'état saburral disparaissent également et en général avant la cessation des phénomènes locaux, sauf l'exception de l'observation XII où l'on vit les phénomènes généraux persister après que l'érysipèle se fût couvert de squames. En général d'ailleurs, les malades déclarent éprouver à la suite des badigeonnages une sensation de bien-être considérable et ils sont dans un état frappant de calme et de tranquillité.

Si maintenant nous jetons un regard en arrière et si nous comparons tous les enseignements des faits nouveaux avec ceux des faits anciens, nous constatons que les lois formulées par M. le professeur Bard se trouvent confirmées dans leurs traits généraux. Il est surtout un point que Sciolla n'avait pas mentionné et qu'après M. le professeur Bard nous croyons avoir mis en évidence, c'est l'action antipyrétique du gaïacol. Cette action qui ne se trouve sans doute pas dans tous les processus fébriles (pour des raisons que nous n'avons pas eu le loisir de rechercher) se retrouve dans la pneumonie, en particulier, ainsi qu'il est démontré dans la thèse du Dr Bossat inspirée par M. Bard. Ainsi donc, comme conclusion générale, nous le répétons, le gaïacol, outre des propriétés antithermiques, jouit nettement de propriétés antipyrétiques au moins dans certains processus fébriles.

L'emploi des badigeonnages de gaïacol a donc des avantages incontestables, comme antithermique au moins dans certains cas. N'a-t-il pas des inconvénients ? Sciolla niait qu'ils existassent.

Or, dès son premier mémoire sur le gaïacol, M. Bard indique que l'innocuité de ce médicament est loin d'être aussi grande que l'indique l'auteur italien, ses observations ultérieures ont confirmé cette impression première.

Voici, résumées, les remarques présentées par lui au congrès de Bordeaux (1895).

A part la cuisson à la peau due soit à une impureté du gaïacol, soit à une idiosyncrasie contre-indicatrice de l'emploi de ce médicament, parce qu'elle correspond à un état réfractaire; à part les sensations désagréables accompagnant les sueurs profuses : la sensation de froid trop accusée, la faiblesse résultant de la chute brusque de la fièvre, avec, comme correctif, une sensation de mieux-être qui les rend supportables, désagréments plutôt qu'accidents, il y a des dangers véritables, dus soit à l'action immédiate du médicament : l'hypothermie avec, comme conséquences, le collapsus et la mort, soit, après l'abaissement thermique normal, par suite d'une sorte de « choc en retour », comme dit M. Bard, une réascension de la température qui atteint un fastigium plus élevé qu'avant le badigeonnage et la mort, au bout de deux ou trois heures, au cours de cette sorte d'ictus fébrile.

Mais ces accidents graves n'ont été observés que dans des cas de pneumonie tuberculeuse ou d'hépatisation grise. Une seule fois (*Observation 1*) un malade inspira assez d'inquiétude : le pouls était un peu lent, à la suite d'une application suivie de sueurs abondantes, mais les extrémités n'étaient pas refroidies. L'interne crut devoir faire une injection d'éther.

D'ailleurs l'hypothermie excessive avec les accidents consécutifs peut facilement être évitée par l'emploi de doses moyennes. M. le professeur Bard emploie généralement le gaïacol à la dose de 2 grammes. Parfois même quand la température n'est pas très élevée, il en emploie 1 gramme. Et c'est peut-être à cette modération dosimétrique que nous devons de ne noter qu'un seul cas ayant inspiré des inquiétudes, peu justifiées d'ailleurs.

Ainsi donc, il résulte de ce qui précède que le gaïacol exerce sur l'érysipèle de la face une influence antithermique se prolongeant en influence antipyrétique, qu'il agit d'une façon heureuse sur l'état général comme sur l'état local, et que les dangers que l'on pourrait redouter de son emploi ne sont pas graves pourvu qu'on n'emploie que des doses de 1 à 2 gr.

Il est plus difficile de se rendre un compte exact de l'influence que le gaïacol exerce sur la mortalité.

Sur treize cas d'érysipèle spontané, nous n'avons pas de décès. Mais ce chiffre est trop bas pour permettre des conclusions.

Au total, nos cas donneraient une mortalité de 13,33 °/₀. Mais les deux cas de morts concernent des érysipèles traumatiques suivis d'accidents septico-pyohémiques ; ils prouvent seulement que le gaïacol n'a qu'une action physiologique et non antiseptique. Aussi nous est-il difficile de conclure.

D'ailleurs le chiffre de la mortalité dans l'érysipèle est mal connu et les auteurs divergent sur ce point. Le travail le plus important à ce sujet est celui de M. Chantemesse. Voici les résultats qu'il donne dans son rapport au Conseil municipal de Paris.

Le nombre des érysipélateux soignés au Bastion 29, du 25 décembre 1894 au 25 décembre 1895, en excluant ceux qui ont été envoyés par erreur de diagnostic, a été de mille cinquante-cinq sur lesquels trente-quatre sont morts.

Ce chiffre total de mortalité doit être décomposé en fractions d'après le traitement suivi par les malades.

Traitement ordinaire. — *a)* purement symptomatique (du 25 décembre 1894 à fin février 1895) : cent quarante-cinq malades, cinq morts. Mortalité : 3,44 °/₀.

b) Traitement par la méthode systématique des bains froids (1er juillet au 18 novembre) deux mille six cents bains ont été donnés jour et nuit :

Quatre cent neuf malades, seize morts. Mortalité ; 3,91 °/₀.

Total cinq cent cinquante-quatre malades. Mortalité moyenne 3,79 °/₀.

Traitement par le sérum antistreptococcique.

a) Sérum efficace, d'une force préventive de un pour sept mille (mars, avril, mai).

Deux cent quatre-vingt-dix-sept malades, cinq morts. Mortalité 1,68 °/₀.

b) Sérum très efficace, d'une force préventive de un pour trente mille (du 18 novembre au 25 décembre) quatre-vingt-dix-sept malades, une mort. Mortalité : 1,03 °/₀

Pour apprécier l'influence d'un traitement sur la mortalité de l'érysipèle, il serait utile d'étudier plus spécialement les cas de mort pour se rendre compte des causes de la gravité, et le gaïacol ne peut prétendre qu'à diminuer celles de ces causes qui relèvent de l'hyperthermie et des phénomènes généraux.

P. Wagon.

CONCLUSIONS

I. — L'action antithermique des badigeonnages de gaïacol est très accusée dans l'érysipèle de la face.

II. — Ils provoquent le plus souvent d'emblée une sédation très marquée, des phénomènes subjectifs et une amélioration très accusée de l'état général.

III. — Ils ont une action antipyrétique durable et peuvent hâter la défervescence.

IV. — Il convient d'employer les doses de 1 à 2 gr. par badigeonnage, répété deux fois par jour pendant toute la durée de l'hyperthermie. Ces doses ne peuvent déterminer aucun accident grave.

www.ingramcontent.com/pod-product-compliance
Ingram Content Group UK Ltd.
Pitfield, Milton Keynes, MK11 3LW, UK
UKHW020956220726
13924UKWH00002B/728